BEI GRIN MACHT SICH IHR WISSEN BEZAHLT

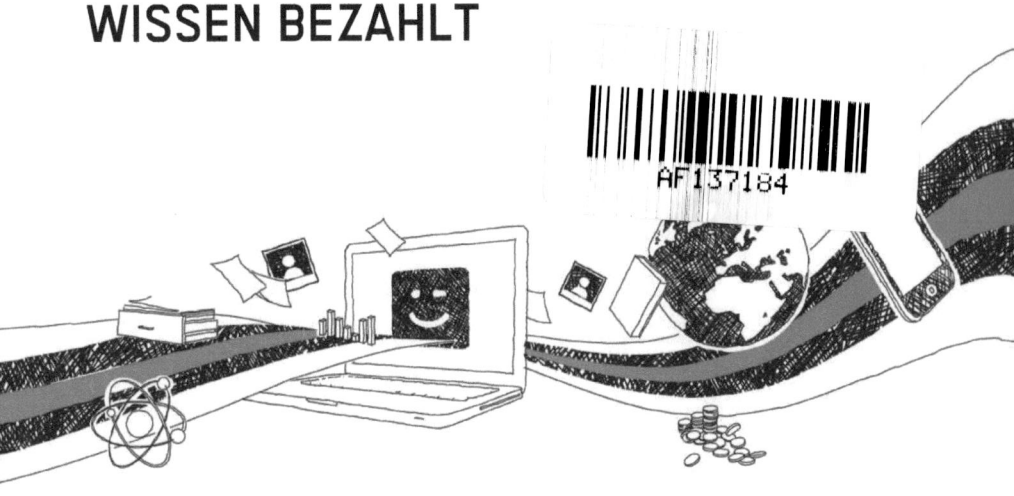

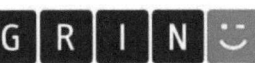

Ganzheitliche vegane Ernährungsberatung. Fallbeispiel einer Einzelberatung bei Übergewicht

Simone Bartnik

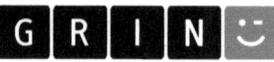

Bibliografische Information der Deutschen Nationalbibliothek:

Die Deutsche Nationalbibliothek verzeichnet diese Publikation in der Deutschen Nationalbibliografie; detaillierte bibliografische Daten sind im Internet über http://dnb.d-nb.de abrufbar.

ISBN: 9783346937803
Dieses Buch ist auch als E-Book erhältlich.

GANZHEITLICHE VEGANE ERNÄHRUNGSBERATUNG

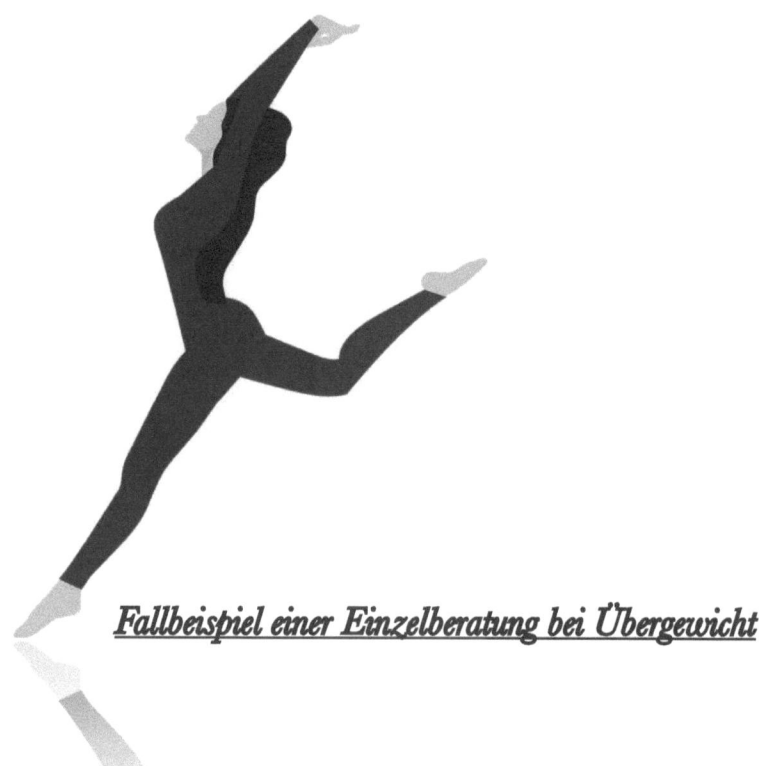

Fallbeispiel einer Einzelberatung bei Übergewicht

STUDIENGANG B-LIZENZ ABSCHLUSSARBEIT ERNÄHRUNGSKONZEPT

Inhalt

1. Einleitung

Warum ist es so wichtig, was wir essen?

Die Ernährung dient nicht nur der simplen Lebenserhaltung, sondern sie spielt auch eine entscheidende Rolle für unsere Gesundheit. Ich gehe sogar so weit zu sagen, dass sie unsere Gesundheit so sehr beeinflusst, dass bei falscher Ernährung Krankheiten entstehen und bei gezielter und bewusster Ernährung Krankheiten verhindert, entgegengewirkt und zum Verschwinden gebracht werden können.

Eine besondere Form der Ernährung stellt die vegane Ernährung dar. Sie basiert auf rein pflanzlichen Produkten und hat klare Vorteile: Sie umfasst eine bunte (*sic!*) Mischung und ergibt dadurch eine abwechslungsreiche und reichhaltige Kost. Bei der vielfältigen Auswahl an Gemüse, Obst, Früchten, Beeren, Getreide- und Vollkornprodukten, Hülsenfrüchten, Nüssen, Samen und Pflanzenölen, kommt garantiert keine Langeweile auf und sie lässt das phantasievolle Genießerherz höher schlagen. Aber ich komme ins Schwärmen. Bleiben wir bei der Gesundheit und den Fakten dazu. Eine Studie der Oxford University[1] vor fünf Jahren belegt, dass durch die vegane Ernährung **8,1 Millionen Menschen** weniger pro Jahr sterben könnten. Ja sogar die Treibhausgasemissionen würden sich drastisch reduzieren, wenn sich alle Menschen fleischfrei ernähren würden. Ist das nicht erstaunlich, ja großartig?

Die Ernährungsberatung erfreut sich einer steigenden Klientenzahl, erfreulich natürlich für den Berater. Was weniger erfreulich ist, dass die Anzahl der Übergewichtigen und Adipösen in den europäischen Industrieländern stetig zunimmt. Allein in Deutschland sind 50% übergewichtig und knapp ein Viertel der Erwachsenen sogar adipös. Dadurch wächst die Menge der daraus hervorgerufenen Krankheiten, vor allem Herz-Kreislauf-Erkrankungen, Diabetes mellitus Typ 2 und Bluthochdruck.

Ich wünsche mir vielen Menschen mit meiner individuellen und ganzheitlichen Ernährungsberatung zu helfen und ihnen ein Wegweiser für ein gesundes und agiles Leben zu sein.

---

[1] https://utopia.de/studie-vegane-ernaehrung-klimaschutz-15078/

In dieser Hausarbeit geht es um eine Einzelberatung.

Meine Klientin Frau S sucht mich wegen ihrem Übergewicht auf, welches sich in den letzten Jahren Stück für Stück eingeschlichen hat und nun nicht mehr zu übersehen ist. Noch ist sie körperlich gesund, und damit das auch so bleibt, möchte sie endlich dauerhaft abnehmen und sich vitaler fühlen. Sie hat großes Interesse die vegane Ernährungsweise durch die Beratung besser kennenzulernen und sie möchte diese dann gern aktiv umsetzen. Ein Grund dafür ist auch, dass ihre Tochter seit einem halben Jahr im gemeinsamen Haushalt vegan lebt und sich Frau Sommer damit gern auseinandersetzen will.

In dieser Hausarbeit wird der gesamte Ablauf einer Ernährungsberatung, besonders anhand von Frau S, zu lesen sein.

Es wird individuell auf meine Klientin eingegangen und jeder Schritt ausführlich beschrieben.

Im folgenden Kapitel 2 wird der allgemeine Ablauf einer Ernährungsberatung beschrieben. Danach geht es im Hauptteil speziell mit meiner Klientin Frau S weiter, welche meine „Ernährungsberatung für vegane Ernährung" für drei Monate in Anspruch nimmt.

Zum Ende dieser Arbeit wird in einem Fazit kurz zusammengefasst wie wir gemeinsam die drei Monate, hoffentlich erfolgreich nach den Zielen von Frau Sommer, bewältigt haben.

Ich wünsche dem Leser viel Freude beim Lesen und hoffe einen kleinen und interessanten Einblick in meine Arbeitspraxis zu geben.

Zur besseren Lesbarkeit wird in der vorliegenden Arbeit auf die gleichzeitige Verwendung männlicher und weiblicher Sprachformen verzichtet. Es wird das generische Maskulinum verwendet, wobei beide Geschlechter gleichermaßen gemeint sind.

2. Allgemeiner Ablauf einer Ernährungsberatung

Zu Beginn einer jeden Ernährungsberatung findet ein unverbindliches Informationsgespräch statt.

<u>Das Informationsgespräch</u>

Der Berater und der Klient lernen sich kennen und erste Fragen werden beantwortet.
Der zeitliche Umfang und die Kosten werden transparent dargelegt. Es wird der Ablauf der gesamten Beratung grob, jedoch leicht verständlich und strukturiert, erläu-
tert. Wichtig ist hierbei immer, dass der Klient und sein Anliegen im Vordergrund ste-
hen und er selbst entscheidet. Der Berater sollte dem Klienten die Zeit der Ernährungsberatung vorteilhaft darlegen und ihm ein gutes und motiviertes Gefühl geben.
Beschließt der Klient nach diesem Erstgespräch die Ernährungsberatung in Anspruch zu nehmen, wird ein Termin für die erste Beratung vereinbart, dem sogenannten Anamnesegespräch.

(Ich bitte den Klienten von seinem Hausarzt eine umfassende Labordiagnose anfer-
tigen zu lassen und diese zu unserem ersten Termin mitzubringen, um mögliche Erkrankungen auszuschließen.) Die Ernährungsberatung darf nur an einem stoffwech-
selgesunden Menschen erfolgen.

<u>Das Anamnesegespräch</u>

Bei diesem ersten Beratungstermin geht es hauptsächlich um das Erfragen der ge-
sundheitlichen Verfassung des Klienten. Dazu füllt der Klient zusammen mit dem Berater als erstes den Anamnesebogen aus (siehe Anhang/Beispiel Frau S).

Dieser und der Laborbefund wird vom Berater geprüft und eventuelle Auffälligkeiten
mit dem Klienten besprochen.

Dann ermittelt der Berater das Taillen-Hüft-Verhältnis (Waist-to-Hip-Ratio/WHR), um
das Maß für die Fettverteilung zu bestimmen. Hierzu wird der Umfang der Taille und
der Hüfte gemessen.

<u>Berechnungsformel:</u> WHR = Taillenumfang in cm / Hüftumfang in cm

---

Hinweis

Zielwerte für das Umfangsverhältnis (WHR):
Frauen < 0,85
Männer < 1,0

Zielwerte für den Taillenumfang:
Frauen < 80 cm
Männer < 94 cm

Wir unterscheiden zwei Fettverteilungstypen: den Apfeltyp und den Birnentyp.

Der Apfeltyp, auch der androide Typ genannt, ist dadurch erkennbar, dass sich das Fett innerhalb des Bauchbereichs verteilt.

Der Birnentyp, auch gynoide Typ genannt, ist charakteristisch dadurch, dass sich die Fettverteilung überwiegend an der Hüfte und den Oberschenkeln befindet.

Bei dem Apfeltypen besteht ein erhöhtes Risiko für Erkrankungen, wie z.b. Diabetes mellitus Typ II und Herz-Kreislauf-Erkrankungen. Hingegen der Birnentyp nur ein geringes Gesundheitsrisiko aufweist.

Zur Veranschaulichung hier eine Grafik:

Anm. der Red.: Diese Abb. wurde aus urheberrechtlichen Gründen entfernt.

Je nach Ernährungsberater führt der Berater entweder eine Hautfaltenmessung (Kalipermetrie) oder eine Bioimpedanzanalyse mittels einer Körperfettwaage beim Klienten durch, um die Gesamtkörperfettmasse zu beurteilen.

Die Hautfaltenmessung nach *Durnin und Womersley* zählt zu der bekanntesten Methode, wobei die Messung an vier geschlechtsneutralen Punkten erfolgt. Zur Verdeutlichung folgen auch hier Abbildungen dieser Verfahren:

Anm. der Red.: Diese Abb. wurde aus urheberrechtlichen Gründen entfernt.

Messpunkte nach Durbin und Womersley

Anm. der Red.: Diese Abb. wurde aus urheberrechtlichen Gründen entfernt.

Messung mittels Körperfettwaage

Als nächstes wird der Body-Mass-Index (BMI) berechnet.

Hierzu findet sich eine schnelle und einfache Formel:

Body-Mass-Index = Körpermassenindex

BMI = Körpergewicht in kg / (Körpergröße in m)^2

Hier zur Veranschaulichung der Werte eine Übersicht:

BMI in kg/m²	Gewichtsklassifizierung
< 18,5	Untergewicht
18,5–24,9	Normalgewicht
25,0–29,9	Präadipositas (leichtes Übergewicht)
30,0–34,9	Adipositas (Übergewicht) Grad I
35,0–39,9	Adipositas (Übergewicht) Grad II
> 40	Adipositas Grad III (extremes Übergewicht)

Klassifikation des Ernährungszustandes durch den BMI

Ab dem 35. Lebensjahr verändert sich jedoch der BMI nach oben. Es kommt zu Stoffwechselverschiebungen (Muskelabbau/Fettaufbau) und dadurch zu einer Zunahme des Körpergewichtes. Dies gilt es zu beachten.

Altersgruppe (Jahre)	Wünschenswerter BMI
19–24	19–24
25–34	20–25
35–44	21–26
45–54	22–27
55–64	23–28
> 65	24–29

Bewertung des BMI unter Berücksichtigung des Alters

Auch wird sich im Rahmen des Anamnesegesprächs nach Nahrungsmittelunverträglichkeiten, Vorerkrankungen, familiären Erkrankungen und eventueller Medikamenteneinnahme erkundigt und dies vermerkt und berücksichtigt.

Ein weiterer Parameter ist das Umfeld des Klienten und seine Alltagsbelastung. Es werden seine Lebensgewohnheiten, wie Partnerschaft, sportliches Verhalten, Arbeit (Belastung, Bewegung, Stress), Hobbies und sein alltäglicher Tagesablauf erfragt.

Der Klient formuliert seine Wünsche und Ziele an die Ernährungsberatung.

Wichtig hierbei ist, dass der Berater bei diesem Termin noch keine Tipps und Empfehlungen ausspricht.

Am Ende dieses ersten Gesprächs wird dem Klienten ein Ernährungsprotokoll ausgehändigt, mit der Aufgabe es in einem Zeitraum von drei bis sieben Tagen auszufüllen. Die genaue Dauer legt der Ernährungsberater fest.

Das Ernährungsprotokoll dient dazu den *Ist*-Zustand der Ernährung festzustellen und mit dem *Soll*-Zustand zu vergleichen.

Der Klient wird darauf hingewiesen exakte Angaben der Lebensmittel aufzuschreiben (diese finden sich idealerweise auch als *Vermerk* auf dem Protokoll) und dabei unbedingt die authentische Lebensweise beizubehalten.

Am Ende dieses Termins wird vereinbart, dass der Klient nach einer Woche dem Berater das vollständig ausgefüllte Protokoll zukommen lässt, sodass der Berater es vor dem nächsten Gesprächstermin, auswerten kann. Im Zuge dessen wird der Folgetermin vereinbart.

Die weiteren Beratungstermine

Der zweite Beratungstermin dient dazu, aufgrund des Ernährungsprotokolls die Ernährungsgewohnheiten des Klienten zu erkennen und mögliche Fehler anzusprechen. Hierbei ist es wichtig, dass der Klient durch geschickte Fragen diese selbst herausfindet. Der Ernährungsberater geht auf die Vorlieben des Klienten ein und ermittelt im Zuge dessen die Antwort auf die Frage „Warum isst der Klient so?". Hierbei werden Alternativen zu schlechten Essgewohnheiten gemeinsam erarbeitet.

Das Hauptziel des Klienten muss klar formuliert sein und es wird ein fester Zeitpunkt zur Erreichung dieses Ziels vereinbart. Auf dem Weg dorthin ist es unabdingbar, Teilziele jeweils bis zur nächsten Sitzung festzulegen. Diese sollten attraktiv und reizvoll gestaltet sein, um den Klienten zu motivieren, diese Herausforderung gern anzunehmen. Die Teilziele dürfen dabei nicht zu niedrig gesteckt sein, aber auch nicht zu anspruchsvoll, sodass sie realistisch umgesetzt werden können. Die Maßnahmen dieser werden verbindlich geplant, immer unter Berücksichtigung des eigenen Verhaltens des Klienten.

Jetzt folgen, je nach Vereinbarung, weitere Termine, welche sich im Prinzip ähnlich strukturieren. Es wird zu jedem Termin ein erneutes Ernährungsprotokoll vom Klienten erstellt, dieses vom Berater ausgewertet, und es wird geschaut, ob die aktuellen Maßnahmen gut umgesetzt werden. Es werden weitere Teilziele in den Alltag eingebaut, wodurch wir dem Hauptziel kontinuierlich Stück für Stück näherkommen. Falls Schwierigkeiten bei der Umsetzung auftreten, so ist der Berater dazu angehalten, immer wieder neue Möglichkeiten zur Motivation zu finden, natürlich unter Einbezug der Schilderung des Klienten.

Wenn das Hauptziel erreicht ist oder in der vorgegebenen Zeit nicht erreicht wurde, erfolgt die Evaluation in Form von einem Abschlussgespräch. Der Berater geht in erster Linie auf die positive Entwicklung des Klienten ein, um ihn weiterhin zu motivieren. Jedoch wird auch auf ein eventuelles Fehlverhalten hingewiesen.

Es kommt je nach Fall zu einer weiterführenden Beratung oder die Ernährungsberatung gilt als beendet.

Hauptteil - Fallbeispiel Frau S

3. Das Informationsgespräch

Frau S rief mich an und bat um einen Termin zur Ernährungsberatung.

Sie hat sich für mich entschieden, da ich auch eine vegane Ernährungsberatung anbiete. Wir vereinbaren einen Termin für ein unverbindliches Erstgespräch, dem sogenannten Informationsgespräch.

Der Termin ist am 03.05.2021 und wir lernen uns kennen. Ich stelle mich vor und beantworte erste Fragen. Ich erkläre Frau S den Ablauf der Beratung und es wird ein grober zeitlicher Rahmen festgelegt. Auch wird auf die entstehenden Kosten hingewiesen. Frau S ist einverstanden und sie entschließt sich für die Ernährungsberatung bei mir. Wir schließen einen Beratungsvertrag ab und legen einen Termin für die erste eigentliche Beratung fest, dem Anamnesegespräch.

Frau S hat erst kürzlich einen Gesundheitscheck bei ihrem Hausarzt durchge-führt, das Blutbild ist ohne Befund.

4. Das Anamnesegespräch

Am 10.05.2021 findet das Anamnesegespräch von Frau S statt. Als Erstes füllen wir gemeinsam den Anamnesebogen (siehe Anhang) aus und ich erstelle eine Verhaltensdiagnose.

Meine Klientin Frau S ist 42 Jahre alt, 1,72 m groß, wiegt aktuell 87 kg und weist einen BMI von 29,4 auf. Sie hat leichtes Übergewicht (Präadipositas); unter Berücksichtigung ihres Alters ist ein BMI Wert von 21 - 26 erstrebenswert.

Ihr Blutdruck misst laut Angabe ihres Hausarztes systolisch in mmHg 135 und diastolisch in mmHg 70. Das ist laut folgender Tabelle im systolischen Bereich *Hochnormal*.

Kategorie	Blutdruckwerte	
	Systolisch in mmHg	*Diastolisch in mmHg*
Optimal	< 120	< 80
Normal	< 130	< 85
Hochnormal	130-139	85-89
Hypertonie:		
Stadium 1	140-159	90-99
Stadium 2	160-179	100-109
Stadium 3	≥ 180	≥ 110

Klassifizierung des Blutdrucks

Als nächstes führe ich bei meiner Klientin die Hautfaltenmessung nach der *Durmin und Womersley-Methode* durch und komme dabei auf einen prozentualen Körperfettanteil von 28,8%, welcher sich laut folgender Auswertungstabelle im mittleren Bereich bewegt.

Alter	gut	mittel	erhöht
20–24	22,1	25,0	29,6
25–29	22,0	25,4	29,8
30–34	22,7	26,4	30,5
35–39	24,0	27,7	31,5
40–44	25,6	29,3	32,8
45–49	27,3	30,9	34,1
50–59	29,7	33,1	36,2
über 60	30,7	34,0	37,3

Auswertungstabelle für Frauen

Bei der Ermittlung des Umfangverhältnisses (WHR) wird der Wert 0,82 cm und beim Taillenumfang der Wert 78 cm gemessen. Demzufolge entspricht Frau S dem *Birnentyp*, einer gynoiden Form, mit einer Fetteinlagerung im Hüft- und Oberschenkelbereich. Sie klagt auch über ihre Oberarme, welche sie auch zu füllig findet.

Beruflich arbeitet sie als Sekretärin, was eine hauptsächlich sitzende Tätigkeit bedeutet. Ihr Mittagessen nimmt sie in der Kantine ein und sie bringt sich eine Lunchbox für Zwischenmahlzeiten mit zur Arbeit.

Sportliche Betätigungen geht sie keine nach, aus Zeitmangel und fehlender Motivation.

Körperliche Beschwerden sind nicht vorhanden, jedoch fühlt sie sich oft ausgelaugt, müde und schlapp. Nach der Arbeit weiß sie meist nichts mit sich anzufangen; dann wird sie nachdenklich, frustriert und niedergeschlagen. Um sich kleine Glücksgefühle zu vermitteln, greift sie deshalb häufiger zu Süßigkeiten.

Sie ist alleinerziehend mit ihrer sechszehnjährigen Tochter, welche einen Freund hat, sodass sich Frau S oftmals alleingelassen fühlt. Ihre Tochter ist vor einiger Zeit auf die vegane Ernährung umgestiegen. Um „mitreden" zu können, möchte Frau

S in der Ernährungsberatung mehr darüber erfahren und sie kann sich vorstellen, ihre Tochter mit veganen Gerichten zu überraschen. Sie erhofft sich dadurch wieder mehr Zeit mit ihr zu verbringen und natürlich auch einige Kilogramm Körpergewicht zu verlieren.

Ihr Wunsch ist es in einem halben Jahr 12 kg abzunehmen. Bisher hat sie noch nie eine Diät gemacht, aber sie ist sehr motiviert und sie freut sich, ein Ziel zu haben.

Wir setzen die Ernährungsberatung vorerst auf drei Monate fest und vereinbaren den nächsten Gesprächstermin in zwei Wochen. Ich bitte meine Klientin bis zu diesem Termin für vier Tage ein Ernährungsprotokoll zu führen. Um einen umfassenden Einblick in ihre Ernährungsgewohnheiten zu bekommen, möge sie dabei einen Tag vom Wochenende und drei Werktage ausfüllen. Ich weise sie darauf hin, dass es äußerst wichtig ist, in dieser Zeit alle gewohnten Verhaltensweisen beizubehalten, um so einen möglichst genauen Einblick auf ihren *IST*-Zustand zu bekommen. Auch sage ich ihr, dass es sehr hilfreich ist, beim jeweiligen Verzehr die Situation und die Stimmung zu vermerken.

Ich lasse ihr das Ernährungsprotokoll per E-Mail zukommen, da sich Frau S dazu entschieden hat, es digital auszufüllen. Auf dem Ernährungsprotokoll finden sich auch Hinweise der Mengenangaben.

Wir vereinbaren, dass sie mir das ausgefüllte Ernährungsprotokoll rechtzeitig vor unserem nächsten Termin zukommen lässt, sodass ich es im Vorfeld auswerten kann.

5. Auswertung des Ernährungsprotokolls

Frau S hat das Ernährungsprotokoll vier Tage geführt (siehe Anhang).

Es folgen die Abbildungen meiner Berechnungen von Frau S, welche eine Übersicht über ihren *IST*-Zustand der zugeführten Makronährstoffe und der Kalorienanzahl zeigt.

Auswertung Ernährungsprotokoll Frau S

Tag 1 - So 16.05.21	Kcal	Fett	Eiweiß	KH	Ballast-stoff	Ge-tränk
Frühstück	581	33g	13g	59g	3g	0,25L
Zwischenmz	714	34g	16g	82g	7g	0,2L
Mittagessen	816	39g	62g	51g	8g	0,25L
Zwischenmz	653	36g	12g	68g	6g	0,4L
Abendessen	430	27g	23g	25g	3g	0,25L
Zwischenmz	141			34g		0,5L
Tag gesamt	3335	169g	126g	319g	27g	1,85L

Tag 2 - Mo 17.05.21	Kcal	Fett	Eiweiß	KH	Ballast-stoff	Ge-tränk
Frühstück	789	32	20	101	8	0,2L
Zwischenmz	355	10	20	44	9	0,2L
Mittagessen	942	45	62	70	8	0,2L
Zwischenmz	302	2	3	59	4	0,2L
Abendessen	726	31	36	75	8	0,25L

Tag 2 - Mo 17.05.21	Kcal	Fett	Eiweiß	KH	Ballast-stoff	Ge-tränk
Zwischenmz	536	32	9	54	1	0,3L
Tag gesamt	3650	152	150	403	38	1,35L

Tag 3 - Di 18.05.21	Kcal	Fett	Eiweiß	KH	Ballast-stoff	Ge-tränk
Frühstück	1091	23	33	184	25	0,3L
Zwischenmz	870	15	29	146	17	0,4L
Mittagessen	894	25	55	105	4	0,2L
Zwischenmz	294	10	6	44	8	0,2L
Abendessen	476	33	20	25	5	0,25L
Zwischenmz	536	32	9	54	1	0,5L
Tag gesamt	4161	138	152	558	60	1,85L

Tag 4 - Mi 19.05.21	Kcal	Fett	Eiweiß	KH	Ballast-stoff	Ge-tränk
Frühstück	395	26	17	23	6	0,25L
Zwischenmz	441	18	24	45	9	0,2L
Mittagessen	712	5	44	118	10	0,2L
Zwischenmz	573	21	14	80	5	0,2L
Abendessen	351	18	19	28	6	0,25L
Zwischenmz	536	32	9	54	1	0,5L
Tag gesamt	3008	120	127	348	37	1,6L

Um den Durchschnitt der Kalorienanzahl zu ermitteln, habe ich die Ergebnisse der vier Tage addiert und durch vier geteilt.

3.335 Kcal + 3.650 Kcal + 4.161 Kcal + 3.008 Kcal = 14.154 Kcal / 4 = 3.538 Kcal

Der *IST*-Zustand durch die Nährstoffzufuhr von Frau S ergibt also eine täglich zugeführte Kalorienanzahl von 3.538 Kcal.

Neben der Energiebilanz wird auch die Aufnahme der drei Makronährstoffe: Fett, Eiweiß und Kohlenhydrate bewertet. Auf die Ballaststoffzufuhr gehe ich später gesondert ein.

Als Basis für die Berechnung dienen die Zufuhrempfehlungen *Der Deutschen Gesellschaft für Ernährung (DGE)*. Das optimale Nährstoffverhältnis der empfohlenen Gesamtenergie liegt bei den Fetten zwischen 30 bis 35%, bei den Proteinen zwischen 10 bis 15 % und bei den Kohlenhydraten zwischen 50 bis 60%.

Grafisch zeigt sich die Verteilung wie folgt:

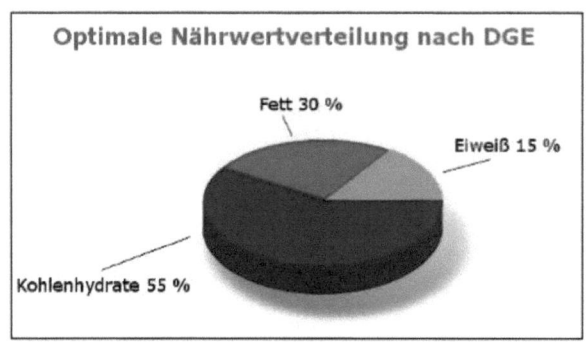

Optimales Nährstoffverhältnis in Prozent des Energiebedarfs

Jetzt gehe ich auf den *IST*-Zustand der einzelnen Nährstoffe bei Frau S ein. Hierzu habe ich wieder den Durchschnitt von den protokollierten vier Tagen genommen.

Es ergibt sich eine momentane tägliche Zufuhr von:

Fett = 145 g   Eiweiß = 139 g   Kohlenhydrate = 407 g

Zum Vergleich hier eine prozentuale Grafik von Frau S's aktueller
Nährstoffverteilung:

● Kohlenhydrate   ● Eiweiß   ● Fett

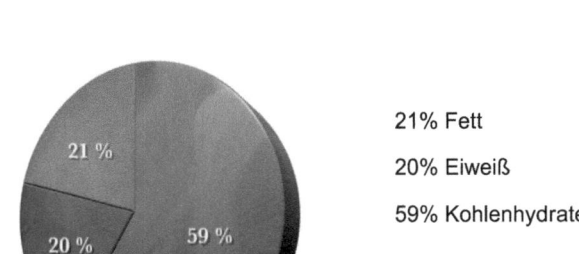

21% Fett

20% Eiweiß

59% Kohlenhydrate

Die Kohlenhydratzufuhr bewegt sich bei meiner Klientin noch knapp im zu empfehlenden Bereich.

Die Eiweißzufuhr ist mit guten 5% über dem empfohlenen Bereich.

Und die Fettzufuhr ist mit mindestens 9% im Defizitbereich der empfohlenen Menge.

Die Ballaststoffzufuhr von Frau S liegt in einem sehr guten Bereich, mit momentan durchschnittlich 40g/Tag. Die DGE empfiehlt bei der Bedarfsdeckung von
Ballaststoffen mindestens 30g/Tag zuzuführen.

Die DGE hat eine Tabelle[2] veröffentlicht, in der anschaulich dargestellt wird, wie einfach sich die Ballaststoffzufuhr mit einem Austausch bestimmter Lebensmittel um bis
zu knapp 50g/Tag steigern lässt.

---

[2] https://www.dge.de/presse/pm/mehr-ballaststoffe-bitte/

6. Berechnungen Grundumsatz, Nährstoffbedarf, Energiebedarf, Gesamtenergiebedarf

Ich fasse kurz die zur Berechnung relevanten Daten von Frau S zusammen: 42 Jahre, 1,72 m groß, 87 kg, überwiegend sitzende Tätigkeit, kaum Bewegung. Daraus ergibt sich ein PAL - Wert (Physical Activity Level) von 1,4.

Faustregel: pro kg Körpergewicht - 0,9 g Eiweiß, 0,9 g Fett, 5 g Kohlenhydrate

87 kg x 0,9 g Eiweiß = 78 g Eiweiß

87 kg x 0,9 g Fett = 78 g Fett

87 kg x 5 g Kohlenhydrate = 435 g Kohlenhydrate

Wie viel Energie liefern die einzelnen Nährstoffe?

1 g Fett = 9,3 Kcal

1 g Kohlenhydrate = 4,1 Kcal

1 g Eiweiß = 4,1 Kcal

Daraus geht folgender Energiebedarf aufgrund der Makronährstoffe für Frau Sommer hervor:

78 g Eiweiß x 4,1 = 320 Kcal

78 g Fett x 9,3 = 725 Kcal

435 g Kohlenhydrate x 4,1 = 1.783 Kcal

Energiebedarf: 2.828 Kcal

Laut Ernährungsprotokoll von Frau Sommer habe ich den *IST*-Zustand ihrer Nährstoffaufnahme wie folgt berechnet:

139 g Eiweiß x 4,1 = 570 Kcal

145 g Fett x 9,3 = 1.348 Kcal

407 g Kohlenhydrate x 4,1 = 1.669 Kcal

<u>Nährstoffaufnahme gesamt</u>: 3.587 Kcal

Um jetzt den Gesamtenergiebedarf zu ermitteln, berechne ich als Erstes den Grundumsatz (GU):

87 kg x 0,9 x 24 h = 1.879

Nun folgt die Berechnung des Gesamtenergieumsatzes (GEU):

PAL x GU = GEU   1,4 x 1.879 = 2.631 Kcal

<u>Gesamtenergiebedarf</u>: 2.631 + 6% = 2.789 Kcal

Wenn ich den Durchschnitt vom Energiebedarf (2.828 Kcal) und dem Gesamtenergiebedarf (2.789 Kcal) ermittle, komme ich auf einen Wert von 2.808 Kcal.

Der *SOLL*-Wert beträgt somit 2.808 Kcal täglich.

Der aktuelle *IST*-Wert beträgt 3.587 am Tag.

Somit liegt Frau S mit 779 Kcal **über** ihrem täglichen Gesamtenergiebedarf.

7. Beratungsschwerpunkte und Zielhierarchien der Kontroll- und Feedbackgespräche

7.1. Kontrollgespräch vom 25.05.2021

Unser Gespräch beginnt mit einer herzlichen Begrüßung. Ich erkundige mich als Erstes nach ihrem aktuellen Befinden. Frau S sagt, sie sei etwas aufgeregt, denn sie weiß, dass es jetzt „ans Eingemachte" geht. Aber sie ist motiviert und freut sich „aufs Pläneschmieden", strahlt sie mich an. Ich bin begeistert!

Ich frage sie ob ihr beim Ausfüllen des Ernährungsprotokolls etwas aufgefallen ist. Sie beklagt den Aufwand jedes Bisschen vermerken zu müssen. Am Tagesende sei ihr aufgefallen, jetzt wo sie es so geballt vor sich noch mal lesen konnte, dass es ihr ganz schön viel in der Menge der Speisen vorkam. Auch sei ihr die Häufigkeit der Näscherei ein wenig unangenehm.

Ich lobe meine Klientin und sage ihr, dass sie stolz auf sich sein kann. Sie hat sich aktiv mit ihrer Ernährung auseinandergesetzt, das ist schon mal ein wichtiger Schritt. Auch finde ich gut, dass sie erkannt hat, dass sie bei dem Thema Süßigkeiten etwas ändern möchte.

Wir werden heute einige kleine Teilziele besprechen, welche Frau S dann in ihrem Alltag integriert.

Zunächst geht Frau S auf die Waage, um nochmals ihr Ausgangsgewicht festzuhalten. Es liegt nach wie vor bei 87 kg.

Ihr Wunschgewicht hat sie bereits beim Anamnesegespräch geäußert: 12 kg in einem halben Jahr, sodass sie zum Ende des Jahres 75 kg wiegt. Dies ist auch der Beratungsschwerpunkt.

Da unser Beratungsvertrag vorerst auf drei Monate festgelegt ist, möchte Frau S in dieser Zeit 6 kg abnehmen und wir legen ihr Hauptziel somit auf diese 6 kg fest. Das Zwischenziel beträgt somit 2 kg Körpergewicht pro Monat zu verlieren.

Ich erkläre ihr zunächst meine Analyse ihres Ernährungsprotokolls. Es errechnet sich daraus ein täglicher Überschuss von 779 Kcal. Frau S ist erschrocken. Ich beruhige sie und sage ihr, dass sie mit einfachen, kleinen Veränderungen, schon einen großen Teil dieser Kalorien einsparen kann. Diese werden wir gleich gemeinsam erarbeiten.

Erst einmal geht es weiter mit den Fakten. Ich sage ihr, dass ihre Kohlenhydratzufuhr in einem optimalen Bereich liegt, aber sie etwas zu viel Proteine und zu wenig Fette zu sich nimmt. Aber auch das werden wir bei der Maßnahmeplanung berücksichtigen.

Ich hebe hervor, dass sie vieles in ihrer Ernährungsweise richtig macht. Durch den Verzehr von Vollkornbrot und Müsli ist die Bedarfsdeckung von Ballaststoffen schon gut gedeckt und ich ermuntere sie dieses weiterzuführen.

Ein kleiner Trick, um die Zufuhr der Fette (der *guten* Fette) zu erhöhen, ist es, in das Müsli einen Esslöffel Raps- oder Leinöl zu mischen. Diese Öle besitzen einen hohen Anteil an Omega-3-Fettsäuren, welche sich positiv auf die Gesundheit auswirken. Einen zusätzlichen Effekt haben sie auch, indem sie ein längeres Sättigungsgefühl bieten. Verdoppeln kann man diesen Effekt, wenn man das Müsli als eine Art warmes Porridge zu sich nimmt. Dies macht es obendrein leichter verdaulich, da der Magen-Darm-Trakt weniger Energie in die Verdauung stecken muss. Frau S findet die Idee sehr gut und sie will es ab sofort umsetzen.

Ich spreche als nächstes den Fleisch- und Wurstverzehr meiner Klientin an und gebe zu bedenken, dass dieses in Verbindung mit einem relativ hohen Konsum von Milchprodukten, sich auf ihren leicht erhöhten Eiweißwert zurückführen lässt.

Frau S erzählt, dass sie diese Lebensmittel eher aus Bequemlichkeit zu sich nimmt. Die große Unsicherheit zu Alternativprodukten bringt meine Klientin sorgen-voll zum Ausdruck. Sie betont ausdrücklich, dass sie sich gern in die vegane Richtung entwickeln möchte. Sie hat durch ihre Tochter schon einiges erfahren, doch fehlt es ihr an der Praxis. Ihre Tochter sei momentan sehr unregelmäßig zu Hause, da sie viel Zeit mit ihrem Freund verbringt.

Ich frage meine Klientin, ob sie eine Idee hat wie sie die vegane Ernährungsweise in ihrem Alltag integrieren könnte. Ja, sie möchte gern zwei Mal die Woche ein veganes Abendessen kochen und ihre Tochter damit überraschen. Nur fehlt es ihr an Ideen. Sie sagt, dass sie im Internet das Überangebot an Rezepten erschlage und es ihr schwer fällt, sich zu entscheiden.

Ich ermutige sie und sage ihr, dass es nur am Anfang so verworren erscheint. Wenn sie erst mal einen kleinen Teil umgestellt hat, kommen die anderen Sachen von ganz allein. Ich empfehle ihr einen YouTube-Kanal *Hier kocht Alex*[3], wo es darum geht, ohne viel Chichi, leckere und schnelle vegane Gerichte zu zaubern.

Die Entscheidung meiner Klientin steht fest, sie wird probieren, zwei vegane Gerichte pro Woche zuzubereiten.

Frau S erwähnt, dass ihre Tochter auf Sojamilch umgestiegen ist. Sie selbst hat sie probiert, aber sie mag sie gar nicht. Ich muntere sie dazu auf, andere Pflanzenmilchsorten zu testen und frage sie, ob sie eine Lieblingsnuss hat, denn es gibt mittlerweile eine vielfältige Auswahl an Nussmilch. Frau S mag Walnüsse und Haselnüsse sehr gern und sie will sich demnächst ein bisschen durch die Sorten probieren.

Jetzt kommen wir zu Frau S's Süßigkeitenverzehr, welcher meines Erachtens, einen großen Teil ihrer Kalorienaufnahme darstellt. Ich hinterfrage erst einmal, in welchen Situationen sie diese Heißhungerattacken überfallen. Frau S gibt an, dass es ihr meistens nach der Arbeit langweilig ist und sie deshalb in eine Art Frust und Traurigkeit verfällt. Die Naschereien dienen ihr dann in dem Fall als Nervennah-rung und Stimmungsaufheller.

Ich schlage vor, die *Schokolade* mit anderen leckeren Dingen zu ersetzen und sich auch da auszuprobieren. Eine Tafel Vollmilchschokolade hat im Schnitt gute 500 Kcal. Hingegen z.B. ihr Lieblingsobst oder -frucht, nicht nur weitaus weniger Kcal aufweist, sondern auch reichlich an Vitaminen, sekundären Pflanzenstoffen und Mineralstoffen ist. Um sich an den zehn Regeln der DGE zu orientieren, ist es u.a. wichtig die *„Nimm 5 am Tag - Regel"* mit in die Ernährung einzubauen. Ein Glas Direktsaft ersetzt geradezu deckungsgleich eine Obstportion. Meine Klientin ist durchaus motiviert dieses umzusetzen und die Süßigkeit jeden zweiten Tag durch einen

---

[3] https://youtube.com/channel/UCEBD0Oajinwz3CotcfoK52A

Smoothie zu ersetzen. Auch möchte sie in Zukunft mehr zu Nussmischungen und Gemüsesticks greifen, wenn sie der Heißhunger überkommt.

Frau S mag Gummibärchen sehr gern und tatsächlich haben diese nur unge-fähr die Hälfte an Kcal im Vergleich zur Schokolade. Ich frage sie, ob sie sich vorstel-len könnte, anstatt einer ganzen Tüte Gummibärchen, nur eine halbe zu essen und sie sich zusätzlich vielleicht noch einen leckeren Guten-Abend-Tee gönnt. Sie ist damit einverstanden.

Um auf Frau Sommers Abgeschlagenheit und Müdigkeit einzugehen, rate ich ihr ihre Vitamin- und Mineralstoffwerte überprüfen zu lassen, um ggf. zu supplementieren.

Ein niedriger Eisenspiegel beispielsweise, führt in der Regel zu Antriebslosigkeit, Müdigkeit und einem allgemeinen Schwächegefühl.

Auch ist der Vitamin C Bedarf sehr wichtig, da Frau Sommer Raucherin ist. Ich zitie-re aus dem Gesundheitslexikon[4]: „**Eine Zigarette kann bis zu 30 mg Vitamin C verbrauchen,** wodurch die Vitamin C-Reserven sehr schnell abgebaut werden, je häufiger nach einer Zigarette gegriffen wird. Der Vitamin C-Bedarf ist somit mehr als doppelt so hoch als der von Nichtraucher/innen." Außerdem fördert ein angepasster Vitamin C Wert die Aufnahme von Eisen aus pflanzlichen Lebensmitteln.

Ein guter Vitamin D Spiegel ist ebenfalls sehr wichtig und ihre Beschwerden können auch dafür mitverantwortlich sein. Ich empfehle Frau Sommer das Buch „Gesund in sieben Tagen" von Dr. med. Raimund von Helden, in dem er ausführlich auf die Wichtigkeit von Vitamin D eingeht, Fallbeispiele anführt und eine genaue Beschrei-bung über eine mögliche Vitamin D Therapie liefert.

Das Vitamin B12 kommt nur in tierischen Lebensmitteln vor, deshalb rate ich Frau Sommer auch darauf ein Augenmerk zu haben, wenn sie, wie sie selbst sagt, in na-her Zukunft, Stück für Stück auf die vegane Ernährung umstellen möchte.

---

[4] http://www.gesundheits-lexikon.com/Ernaehrung-Diaeten/Genussmittel/Tabak.html

Wegen ihrer oftmals niedergeschlagenen Stimmung und ihrer Erschöpfung, empfehle ich ihr sich nach *Adaptogenen* (bioaktive, sekundäre Pflanzenstoffe) zu erkundigen, da diese auf natürliche Weise die Energie steigern und zusätzlich stimmungsaufhellend wirken. Neben Ashwagandha und Passionsblume, fördert Rosenwurz beispielsweise im Gehirn das Ansteigen des Glückshormons Serotonin.

Jetzt kommen wir zu dem Thema Sport. Frau S's Bewegungslevel liegt aktuell nahezu gen Null. In unserem Gespräch stellt sich heraus, dass sie sich für keine Sportart begeistern lässt, jedoch ist sie gewillt, sich in ihrem Alltag mehr zu bewegen. Ich sage ihr, dass dieses eine gute Voraussetzung ist und wir überlegen gemeinsam, wie sich diese Bewegung ein bisschen überlisten lässt, sodass sie nicht allzu großen Aufwand bedeutet.

Frau S erzählt, dass sie jeden Tag sechs Stationen hin und zurück mit der Straßenbahn zur Arbeit und nach Hause fährt. Ihre Arbeitsstelle liegt praktischerweise direkt an einem großen Park. Ich frage sie, ob sie sich vorstellen könnte, nach der Arbeit, eine Station später in die Straßenbahn einzusteigen, um so ein paar Schritte durch den Park zu gehen, die Natur bewusst zu genießen und somit mit dem Arbeitstag abzuschließen und sich über den Feierabend zu freuen. Frau S möchte dies gern probieren.

Ich versuche weiter durch gezielte Fragen herauszufinden, was Frau S Freude bereitet. Dabei erfahre ich, dass sie gern Spiele am Computer und dem Smartphone macht. Es stellt sich heraus, dass auf ihrem Smartphone eine *Schritteapp* bereits vorinstalliert ist.

Wir schauen kurz gemeinsam nach und sehen, dass sich ihre momentane tägliche Schrittmenge auf ca. 2000 beläuft und ihre Gehgeschwindigkeit zwischen 2 - 4 km/h. Ist es ein Anreiz für Frau S, die Schrittmenge zu verdoppeln und die Geschwindigkeit auf ca. 5 - 6 km/h anzuheben, frage ich sie. Auf jeden Fall, entgegnet sie, und sie freut sich darauf es abends immer zu überprüfen. Auch kommen wir überein, dass sie sich mindestens zweimal die Woche zu einem *knackigen* Abendspaziergang aufraffen möchte. Ich freue mich und erzähle ihr, wie sich das *schnelle Gehen* positiv auf die Gesundheit auswirkt. Hierzu ein Bericht und eine Studie[5].

Für heute haben wir deutlich genug kleine Teilziele erarbeitet und ich fasse diese für Frau S übersichtlich zusammen:

- 2 kg Körpergewicht pro Monat abnehmen (aktuelles Gewicht 87 kg)
- weiterhin Vollkornprodukte konsumieren
- Müsli/Porridge warm genießen und mit 1 EL Raps- oder Leinöl vermischen
- zwei x die Woche ein veganes Abendessen zubereiten (bewusstes Verzichten auf tierische Produkte)
- bei Heißhunger auf Süßes die Menge halbieren und/oder durch Alternativprodukte (Obst, Gemüse, Nüsse) ersetzen
- Vitamin- und Mineralstoffwerte überprüfen lassen
- *Adaptogene* recherchieren
- Schrittmenge auf mindestens 4000 am Tag erhöhen und ebenfalls das Schritttempo steigern (abends am Smartphone überprüfen)

Ich bitte Frau S mir vor unserem nächsten Termin in einem Monat ein aktuel-les viertägiges Ernährungsprotokoll von ihr geführt, zukommen zu lassen und wünsche ihr viel Erfolg bei der Umsetzung ihrer Ziele.

---

[5] http://www.healthtv.de/mediathek/539/Laenger_leben_durch_schnelles_Gehen.html

7.2.   Kontrollgespräch vom 21.06.2021

Frau S und ich treffen uns heute nach vier Wochen zu unserem nächsten Beratungstermin.

Meine Klientin wirkt fröhlich und wieder ein bisschen aufgeregt auf mich. Sie präsentiert mir stolz ihr Gewicht auf der Waage, und ich freue mich mit ihr, denn die Waage zeigt 3 kg weniger an als einem Monat zuvor. Frau S ist sehr glücklich darüber.

Das aktuelle Ernährungsprotokoll hat mir aufgezeigt, dass Frau S die vereinbarten Maßnahmen gut umgesetzt hat. Sie befindet sich mit nur noch 100 - 150 Kcal täglich im Überschuss. Das ist eine großartige Verbesserung. Auch ihre Eiweiß- und Fettzufuhr hat sich zum positiven entwickelt. Lediglich die Fette liegen noch knapp über den zu empfehlenden Bereich.

Ich lobe sie und erkundige mich, was ihr besonders leicht und was ihr schwer gefallen ist.

Besonders anfangs viel es ihr sehr schwer nach der Arbeit nicht direkt in die Straßenbahn zu steigen. Aber nach und nach hat sie sich an den Spaziergang gewöhnt und sie konnte die Bewegung und frische Luft nach dem Büroalltag dann doch sehr genießen. Eine besondere Herausforderung waren die Regentage. Jetzt macht ihr selbst das nichts mehr aus; sie hat sich sogar einen hübschen neuen Regenschirm gekauft. Durch die kurzen Spaziergänge nach der Arbeit und den Erfolgen auf ihrer *Schritteapp* (sie liegt aktuell bei 4000 - 6000 Schritten täglich), hat Frau S Lust bekommen nach dem Abendessen jetzt regelmäßig spazieren zu gehen. Und sie hat vor zwei Wochen mit einer Freundin zusammen angefangen zwei Mal die Woche walken zu gehen. Dadurch erreicht sie an diesen Tagen eine Schrittzahl von 8000. Sie sagt mir, sie habe das Gefühl, dass bei ihr endlich der *Knoten geplatzt* sei.

Selbst das vegane Kochen mache ihr großen Spaß, obwohl es zuerst nicht einfach war mit den ungewohnten Zutaten. Mittlerweile ist sie sicherer geworden, und sie tauscht Kuhmilch rigoros in Pflanzenmilch ein. Frau S erzählt glücklich, wie positiv überrascht ihre Tochter war und sie sich jetzt immer auf die tollen veganen Gerichte freut.

Alle anderen Teilziele hat sie als leicht empfunden. Sie nascht jetzt bevorzugt Nüsse in Kombination mit Obst und Gemüse. Eine halbe Tafel Schokolade habe sie bei der Arbeit genascht, die andere Hälfte habe sie ihrer Kollegin geschenkt.

Ich sage ihr wie toll sie das bis jetzt alles gemeistert hat und ermutige sie genauso weiterzumachen.

Als nächstes möchte ich mit ihr über ihr Trinkverhalten sprechen.

Beim ersten Ernährungsprotokoll kam Frau S im Durchschnitt auf eine Trink-menge von 1,7 Liter am Tag. Beim aktuellen Ernährungsprotokoll liegt sie durch-schnittlich bei 1,5 Liter täglich. Die DGE empfiehlt eine tägliche Flüssigkeitszufuhr von 1,5 - 2 Liter. Demnach befindet sich meine Klientin eher an der Untergrenze der empfohlenen Menge. Eine unzureichende Flüssigkeitszufuhr zeigt sich u.a. auch in einer verminderten Leistungsfähigkeit. Um dem entgegenzuwirken, schlage ich vor, dass meine Klientin gleich nach dem Aufstehen am Morgen, ein großes Glas Wasser trinkt. Auch empfehle ich ihr, auf ihrem Schreibtisch immer ein Glas Wasser griffbe-reit zu haben. Wenn sie sich vorstellen kann, tagsüber stellenweise Kräuter- oder Früchtetee zu trinken, hemmt das zusätzlich den Appetit und kann somit das Ab-nehmen unterstützen. Frau S ist einverstanden.

Ich erkundige mich außerdem, ob meine Klientin ihre Vitamin- und Mineralstoffwerte hat überprüfen lassen. Sie sagt, dass sie in drei Wochen einen Vorsorgetermin bei ihrer Gynäkologin hat und diese darauf ansprechen möchte.

Um auf ihren leicht erhöhten Blutdruck einzugehen, rate ich Frau S Wechsel-duschen vorzunehmen, da sie den Blutkreislauf verbessern und für eine höhere allgemeine Leistungsfähigkeit sorgen. Die wunderbaren Auswirkungen von Wechselduschen kann man unter diesem Link[6] nachlesen.

Um Frau S ein bisschen zum Lachen zu bringen, zitiere ich aus diesem Artikel: *„Wenn Sie noch nie unter der Dusche gesungen haben, dann werden Sie spätestens jetzt damit anfangen. Und Sie werden während dieser Wassergüsse nicht nur singen! Sie werden quietschen, japsen, keuchen, nach Luft schnappen und – je nach Wohnsituation – auch brüllen... um dann im Anschluss in einem unbeschreiblichen Wonnegefühl zu versinken."*

Frau Sommer zeigt sich weiterhin sehr motiviert und um unseren Termin für heute zu beenden, fasse ich die Teilziele für den kommenden Monat für meine Klientin zusammen.

Die Teilziele des letzten Monats haben weiterhin Bestand.

Hinzugekommen und angepasst sind:

• 2 kg Körpergewicht pro Monat abnehmen (aktuelles Gewicht 84 kg)

• Schrittmenge auf 4000 - 6000 Schritt am Tag beibehalten oder beliebig erhöhen und zwei Mal die Woche walken gehen

• Trinkmenge erhöhen auf mindestens 2 Liter am Tag, nach körperlichen Betätigungen gerne auf 3 Liter

• Wechselduschen durchführen

Ich bitte Frau S zum Schluss mir wieder rechtzeitig das aktuelle viertägige Ernährungsprotokoll zukommen zu lassen, verabschiede mich herzlich und wünsche ihr für den kommenden Monat viel Spaß und gutes Gelingen.

---

6 https://www.zentrum-der-gesundheit.de/bibliothek/wohlbefinden/selbsthilfe-tipps/wechselduschen

7.3. Kontrollgespräch vom 19.07.2021

Heute ist unser letzter offizieller Beratungstermin bevor das Abschlussgespräch folgt. Frau S macht einen ausgeglichenen Eindruck auf mich.

Als Erstes geht es wieder auf die Waage. Sie zeigt ein Gewicht von 82,5 kg an. Frau Sommer ist etwas bedrückt darüber, denn heute früh zeigte ihre Waage zuhause 82 kg an. Ich beruhige sie und sage ihr, dass es normal ist, dass das Gewicht etwas schwankt. Es ist immer eine Frage des aktuellen Stoffwechsels, der Ernährung am heutigen Tag, und natürlich spielt der Hormonhaushalt, gerade bei uns Frauen, auch eine entscheidende Rolle. Ich erinnere sie an ihr Hauptziel: 6 kg in drei Monaten abnehmen und führe ihr vor Augen, dass sie in zwei Monaten mit 4,5 kg schon mehr als erhofft abgenommen hat. Die fehlenden 1,5 kg für den folgenden Monat wird sie sicherlich mit links schaffen, versuche ich sie aufzumuntern. Frau Sommer denkt kurz nach, und nickt erleichtert und hoffnungsvoll.

Die Auswertung des gegenwärtigen Ernährungsprotokolls hat ergeben, dass Frau Sommer sich mittlerweile im *SOLL*-Zustand ihrer täglichen Kalorienanzahl bewegt. Und auch die Makronährstoffzufuhr zeigt inzwischen sehr gute Ergebnisse. Ich teile ihr dies freudig mit und Frau Sommer atmet befreit auf. Ich sage ihr, wie stolz sie auf sich sein kann.

Ob ihr bei der Umsetzung im letzten Monat etwas positiv oder negativ aufgefallen sei, möchte ich gern von ihr wissen.
Oh ja, die Wechselduschen waren eine große Überwindung, sie habe jetzt das Jodeln gelernt, erzählt sie lachend. Sie fühle sich viel lebendiger und frischer, seitdem sie dieses in ihre Duschroutine eingebaut habe. Sie will das auf jeden Fall weiter *durchziehen*, sagt sie.

Das mit dem Erhöhen des Trinkens, war auch eine große Umstellung für sie, aber mittlerweile liebt sie ihre Kanne Kräutertee auf ihrem Schreibtisch. Tatsächlich verspürt sie immer weniger das Bedürfnis zu naschen.

Auch sei sie nach der Arbeit jetzt meistens gut gelaunt, sie hat Lust weiterhin vegan zu kochen und baut es dadurch immer mehr in ihrem Speiseplan ein.

Ich erkundige mich nach der Auswahl des Essens in der Kantine. Frau S sagt, dass es leider keine veganen Angebote gebe, nur alternativ ein Salatbuffet, an wel-chem sie sich hin und wieder großzügig bedient. Ich ermuntere sie, der Sache auf den Grund zu gehen, indem sie die Kantinenleitung ganz sachlich und freundlich darauf anspricht. In den meisten Fällen haben diese ein offenes Ohr für Vorschläge und Anregungen. Meine Klientin findet das eine gute Idee und sie will in jedem Fall nachfragen.

Ich habe anhand des Ernährungsprotokolls gesehen, dass Frau Sommer mittlerweile auf reine Butter als Brotbelag verzichtet und sie anstelle dessen eine Halbfettmargarine verwendet. In diesen sind jedoch zum größten Teil Palmfette vorhanden, welche zu den gesättigten Fettsäuren zählen und demnach alles andere als gesund sind. Ein übermäßiger Konsum kann u.a. zu einem erhöhten Risiko von Herz-Kreislauf-Erkrankungen führen. Außerdem kommt es zu einer Entleerung des Calcium-Speicher und führt zu einer gestörten Aufnahme von Magnesium. Alternativ als Brotbelag empfehle ich meiner Klientin von der Firma „OATLY" einen veganen Aufstrich, wel-cher überwiegend aus Wasser, Rapsöl und Hafer besteht und obendrein sehr lecker ist.

Zum Kochen benutzt Frau Sommer auch eine Margarine aus verschiedenen gehärteten Fetten (Transfettsäuren), welche ebenfalls das Entstehen verschiedener Krankheiten begünstigen. Ich schlage ihr vor, anlässlich der für den Körper günstigeren und gesunden Fettsäurenzusammensetzung (hoher Anteil an einfach und mehrfach ungesättigten Fettsäuren), es mal mit Rapsöl zu probieren und bei Salaten Olivenöl zu verwenden.

Ich frage nach, ob sich meine Klientin nach den *Adaptogenen* erkundigt hat und sie gibt an, dass sie seit einer Woche Rosenwurz in einer geringen Anfangsdosis zu sich nimmt. Sie sagt, dass ihr seit ein paar Tagen aufgefallen sei, dass es ihr nicht mehr so schwerfiel am Morgen aus dem Bett zu kommen und sie vermutet da die Wirkung des Rosenwurz.

Frau S teilt mir während unseres Gespräches mit, dass ihr die Gemüseaus-wahl im Supermarkt nicht so gut gefalle und sie mitunter auch die Qualität bemänge-le. Ich rate ihr sich nach einer *Bio-Gemüsekiste* umzuhören. Es gibt diverse, regiona-le Anbieter mit sehr guter Qualität. Durch die Überraschungen der saisonalen Ge-müseauswahl, wird man gut zum Experimentieren angeregt, was natürlich den Spei-seplan noch abwechslungsreicher gestaltet. Frau Sommer will das in Erfahrung brin-gen und bis zu unserem Abschlusstermin ausprobieren.

Am Ende unseres Gesprächs fasse ich die Teilziele für den nächsten Monat für mei-ne Klientin wieder zusammen.

Die Teilziele der letzten beiden Monate haben weiterhin Bestand.

Hinzugekommen und angepasst sind:

• 1,5 kg Körpergewicht im nächsten Monat abnehmen (aktuelles Gewicht 82,5 kg)

• Kantinenleitung bei der Arbeitsstelle aufsuchen und vegane Gerichte vorschlagen

• alternativen Brotbelag probieren

• beim Zubereiten von Speisen auf Raps- und Olivenöl umsteigen

• eine *Bio-Gemüsekiste* zum Probeabo bestellen

Frau S fühlt sich weiterhin motiviert und ich bestärke sie, bei unserer Verab-schiedung durch aufmunternde Worte, auch den nächsten Monat erfolgreich und ef-fektiv zu gestalten.

7.4.   Abschlussgespräch vom 16.08.2021 - Rückfallprophylaxe und Ausblick

Frau S und ich treffen uns heute zu unserem Abschlussgespräch.

Sie wirkt entspannt und gelassen.

Die Anzeige auf der Waage zeigt 80,5 kg. Ich gratuliere der glücklichen Frau S herzlich zu ihrem erreichten Hauptziel von 6 kg Körpergewicht in drei Monaten zu verlieren, sie hat es mehr als gut geschafft und ich freue mich sehr mit ihr.

Ich frage nach, wie es ihr im letzten Monat ergangen ist und ob es Probleme bei der Umsetzung der Teilziele gab.

Meine Klientin berichtet mir als Erstes von ihrem Erfolg bei dem Gespräch mit der Kantinenleitung ihrer Arbeitsstelle. Die Leiterin zeigte sich sehr aufgeschlossen und bereitwillig, ein veganes Gericht in das Angebot aufzunehmen. Der Antrag auf eine Genehmigung ist bereits an den Betriebsrat weitergeleitet. Das sind doch fabelhafte Neuigkeiten!

Auch alle anderen Abläufe funktionieren weiterhin sehr gut. Frau S erzählt, dass sie eine *Bio-Gemüsekiste* im zweiwöchigen Rhythmus abonniert habe, da sie von der ersten Lieferung begeistert war. Sie koche und ernähre sich jetzt viel bewusster und das Verhältnis zu ihrer Tochter hat sich sehr verbessert. Sie probieren jetzt gemeinsam neue vegane Sachen aus und experimentieren mit den Zutaten. Die tierischen und gesättigten Fettsäuren hat sie jetzt größtenteils aus ihrer Ernährung gestrichen und durch *gute Fette* ersetzt.

Die Bewegung an der frischen Luft tut ihr richtig gut und Frau S merkt da-durch, dass sie Energie bekommt und gleichzeitig lebhaft und entspannt wird.

Da meine Klientin bis zum Ende des Jahres weitere 6 Kg abnehmen möchte und unser Beratungsvertrag heute endet, frage ich sie, ob sie sich sicher genug fühlt, den Weg ab jetzt allein weiterzugehen. Frau S bedankt sich freudestrahlend bei mir, sie fühle sich gut vorbereitet und motiviert, und sie ist davon überzeugt ihr finales Hauptziel zu erreichen.

Um sie dabei weiterhin zu unterstützen und einen Rückfall zu vermeiden, gebe ich ihr noch ein paar kleine, hilfreiche Tipps mit auf dem Weg:

- nicht zu streng mit sich selbst sein
- kleine *Ausrutscher* als solche akzeptieren und den Blick weiter nach vorn halten
- *„sich etwas gönnen"* kann auch eine Form von neuer Belohnung sein (Ausgehen, Bücher, Kleidung etc.)
- die Ernährungsumstellung als ganzheitliche und langfristige Veränderung im Hinblick auf den Körper und der Gesundheit sehen
- sich auf die eigenen Stärken konzentrieren

Ich betone Frau S's positive Entwicklung, wünsche ihr alles erdenklich Gute und viel Erfolg und bedanke mich für die angenehme Zusammenarbeit mit ihr.

8. Fazit

Die Ernährungsberatung mit Frau S war für mich eine Herausforderung, da sie meine erste Klientin in meiner Ernährungsberatung war.

Doch ich hatte großes Glück, denn meine Klientin war sehr kooperativ und umgänglich in unseren Gesprächen. Sie hat ihr Hauptziel nicht aus den Augen gelassen und sich ausdauernd auf die Zwischenziele fokussiert. Meine Empfehlungen und Tipps setzte sie erfolgreich und beharrlich um. Sie war immer interessiert, ihre Gewohnheiten und Verhaltensweisen in Bezug auf ihr Körpergewicht und die Gesundheit zu verbessern. Ich bin sehr stolz auf *„meine"* Frau S und es hat Spaß gemacht, sie zu beraten.

Mir ist bewusst, dass es auch weitaus schwierigere Fälle, in meiner beruflichen Zukunft als ganzheitliche Ernährungsberaterin, geben wird. Jedoch blicke ich dieser zuversichtlich, optimistisch und voller Elan entgegen.

9. Quellennachweis

• Academy of Sports, Lehrscript „*Grundlagen der Ernährung*"

• Academy of Sports, Lehrscript „*Grundlagen der Nährstoffe*"

• Academy of Sports, Lehrscript „*Ernährungsberatung*"

• Dr. med. Raimund von Helden „*Gesund in sieben Tagen*", Hygeia- Verlag

• Webseite https://www.naehrwertrechner.de

• https://utopia.de/studie-vegane-ernaehrung-klimaschutz-15078/

• https://www.dge.de/presse/pm/mehr-ballaststoffe-bitte/

• https://youtube.com/channel/UCEBD0Oajinwz3CotcfoK52A

• http://www.gesundheits-lexikon.com/Ernaehrung-Diaeten/Genussmittel/Tabak.html

• http://www.healthtv.de/mediathek/539/Laenger_leben_durch_schnelles_Gehen.html

• https://www.zentrum-der-gesundheit.de/bibliothek/wohlbefinden/selbsthilfe-tipps/wechselduschen

• Deckblatt Foto https://pixabay.com/de/vectors/mädchen-frau-sport-turner-jung-3431452/ [Stand: 18.09.2021, 18.17 Uhr]

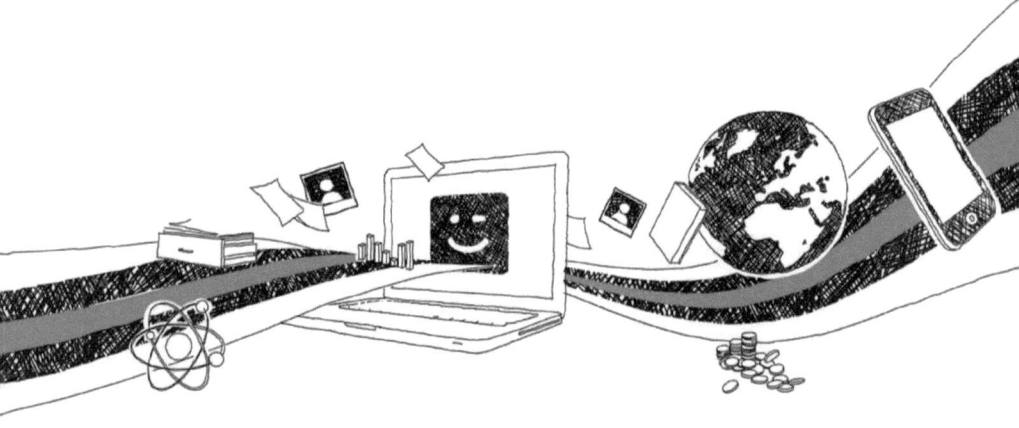
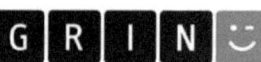